Sumário

INTRODUÇÃO 02

TRATAMENTO GERAL DAS INTOXICAÇÕES 03

TÓXICOS DE INTERESSE NA CLÍNICA DE PEQUENOS ANIMAIS 07

PLANTAS TÓXICAS NA CLÍNICA DE PEQUENOS ANIMAIS 08

ANIMAIS PEÇONHENTOS E VENENOSOS NA CLÍNICA DE

PEQUENOS ANIMAIS 17

INTOXICAÇÃO POR DROGAS 30

INSETICIDAS 39

RODENTICIDAS 47

HERBICIDAS : 52

FUNGICIDAS 57

METAIS 60

INTOXICAÇÃO POR ALIMENTOS NA CLÍNICA DE PEQUENOS

ANIMAIS 66

BIBLIOGRAFIA..70

INTRODUÇÃO

Este trabalho não tem a pretensão de ser um tratado de toxicologia, nem tão pouco de esgotar um tema tão amplo quanto o estudo dos agentes tóxicos de importância veterinária.

Minha intenção ao escrever este manual, foi a de compilar o que se encontra na literatura científica, associando a estas informações os aprendizados que adquiri durante minha vida profissional, para finalmente apresentar, em um só espaço, informações de consulta rápida sobre intoxicações em pequenos animais.

Procurei ainda adaptar as informações à realidade que vivemos em nosso Brasil, tendo em vista que a literatura de que dispomos na sua maioria é oriunda de países do hemisfério norte, que possuem uma fauna e flora diversa da nossa, bem como vivem sob condições socioeconômicas bem diferentes da que vivemos em nosso País.

Espero que este despretensioso manual possa contribuir para o trabalho dos colegas veterinários clínicos de pequenos animais, que com certeza encontram em sua rotina diária uma grande casuística relacionada a toxicologia.

Rogério Cury

TRATAMENTO GERAL DAS INTOXICAÇÕES

MANUTENÇÃO DA VIDA

A primeira preocupação diante de um animal vítima de intoxicação é manter a função cardiopulmonar.
Para tanto deve-se aplicar as seguintes medidas :

- Liberação das vias aéreas, com ventilação assistida se for o caso.
- Manutenção da função cardíaca, por reposição da volemia através de fluidoterapia ou transfusões.
- Reanimação Cardiopulmonar (RCP)

MEDIDAS DE DESCONTAMINAÇÃO

As medidas de descontaminação têm por objetivo reduzir a taxa de absorção do agente tóxico pelo animal.

Sabidamente as três vias clássicas de absorção de agentes tóxico são : a via digestiva, a via cutânea e a via respiratória, porém é possível a absorção por outras vias como por exemplo a via parenteral.

Portanto as medidas de descontaminação devem atuar sobre estas vias de absorção, removendo a maior quantidade possível de agente tóxico do organismo do animal antes que o mesmo chegue até a corrente circulatória.

Os quadros abaixo apresentam as medidas de descontaminação aplicadas para cada via de absorção.

MEDIDAS DE DESCONTAMINAÇÃO PARA INTOXICAÇÕES POR VIA CUTÂNEA

- Remover o animal do local onde ocorreu a intoxicação.

- Lavar a pele do animal com sabão e água em abundância para remover o agente tóxico, deve-se ter cuidado neste momento com a temperatura da água de banho, pois deve-se atentar para a manutenção da temperatura corpórea do animal, que deve permanecer dentro dos níveis normais.

- Animais com pelagem espessa devem ser tosados para remover o máximo de agente tóxico da pele.

MEDIDAS DE DESCONTAMINAÇÃO PARA INTOXICAÇÕES POR VIA RESPIRATÓRIA

- Remover o animal do local onde ocorreu a intoxicação.

- Promover a ventilação forçada para lavar o trato respiratório, de forma a remover o agente tóxico instalado nos alvéolos pulmonares. A ventilação forçada pode ser realizada utilizando-se uma máscara ligada a um ambu ou uma máscara ligada a um cilindro de oxigênio.

MEDIDAS DE DESCONTAMINAÇÃO PARA INTOXICAÇÕES POR VIA DIGESTIVA

- Remover a fonte de intoxicação que o animal está ingerindo.

- Caso o agente tóxico não tenha propriedades cáusticas e tenha sido ingerido até 6 horas no máximo, e estando o animal consciente, promover o vômito, para eliminar o agente tóxico contido no conteúdo estomacal. O vômito pode ser provocado administrando água oxigenada 10% por via oral na dose de 10 ml, ou xarope de ipeca por via oral na dose de 1 a 2 mg/ Kg. A apomorfina aplicada por via S.C. na dose de 0,08 mg/Kg é um emético potente, porém pode provocar depressão respiratória.

- Quando o agente tóxico tiver propriedades cáusticas e tiver sido ingerido até seis horas no máximo, ou quando o animal estiver inconsciente, proceder a lavagem gástrica, utilizando uma sonda esofágica, através da qual se administra uma solução aquosa de carvão ativado, contendo 1g/5ml de água, na dose de 1 a 5 g/kg, repetir o procedimento de 10 a 15 vezes. O animal deve estar com uma sonda endotraqueal insuflada de modo a evitar a ocorrência de falsa via. O carvão ativado tem a propriedade de adsorção, portanto irá aderir na superfície de suas partículas o agente tóxico, não permitindo a sua absorção pelo organismo do animal.

- Nas situações onde o agente tóxico foi ingerido há mais de 6 horas, deve-se administrar uma solução de carvão ativado por via oral contendo 1g/5ml de água, na dose de 1 a 5g/kg a cada 6 horas, durante três dias, pode-se associar um laxante salino, ou um laxante a base de óleo mineral para aumentar o trânsito intestinal e assim a eliminação do agente tóxico. Os laxantes a base de óleo vegetal devem ser evitados pois podem facilitar a absorção de tóxicos lipossolúveis.

TERAPIA DE SUPORTE (eliminação do tóxico)

A terapia de suporte nos casos de intoxicação, tem além da função explícita de manter a homeostasia, a função de acelerar o processo de eliminação do agente tóxico.

Tendo em vista que a grande maioria dos agentes tóxicos têm a sua eliminação por via renal, podemos incrementar a excreção do tóxico aumentando a taxa de filtração glomerular.

A maneira mais indicada para aumentar a diurese é o emprego da fluidoterapia, pois assim conseguimos um maior volume urinário de maneira fisiológica, sem expôr o organismo a outras drogas como os diuréticos, uma vez que suas funções hepáticas estão envolvidas com o agente tóxico e qualquer outra droga que precise ser metabolizada, sobrecarrega o trabalho hepático.

Porém se for necessário pode-se lançar mão de diuréticos como a furosemida na dose de 2 - 4 mg/Kg I.V., I.M., S.C., TID.

A fluidoterapia pode ser realizada com solução fisiológica 0,9% no fluxo de 6 ml/kg/h intravenoso.

TÓXICOS DE INTERESSE NA CLÍNICA DE PEQUENOS ANIMAIS

- PLANTAS TÓXICAS
- ANIMAIS PEÇONHENTOS E VENENOSOS
- DROGAS
- INSETICIDAS
- RODENTICIDAS
- METAIS
- ALIMENTOS

PLANTAS TÓXICAS NA CLÍNICA DE PEQUENOS ANIMAIS

- COMIGO – NINGUÉM –PODE
- COPO DE LEITE
- GUAIMBÉ
- TAIOVA
- CAMBARÁ DE ESPINHO
- OFICIAL DE SALA

MAMONA

PLANTAS TÓXICAS

Os acidentes toxicológicos causados pela ingestão ou contato com plantas tóxicas em pequenos animais estão relacionados em sua maioria à plantas ornamentais ou plantas de terrenos baldios.

O tema é muito extenso e merecedor de um curso exclusivo para abordá-lo, não há aqui esta pretensão.

Trataremos das intoxicações pelas plantas abaixo relacionadas:

Plantas ornamentais:

Comigo-ninguém-pode
Copo De Leite
Guaimbé
Taiova
Cambará De Espinho

- Plantas de terrenos baldios:

- Oficial De Sala
- Mamona

COMIGO NINGUÉM PODE (*Dienffenbachia spp*)

Trata-se de uma planta de caule verde anelado, com folhas inteiras verdes ou manchadas de branco, amarelo ou verde claro. O principio ativo está presente em todas as partes da planta e se trata do oxalato de cálcio, que atua mecanicamente lesando as mucosas do trato digestivo, facilitando assim a penetração de proteínas alergenas contidas na planta.

SINAIS:

Queimação local
Sialorréia
Edema de boca e glote
Asfixia

TRATAMENTO:

Medidas de descontaminação

Óleo, Leite ou Vinagre por via oral para abrandar a sensação de queimação
Antihistamínicos : Cimetidina na dose de 5-10 mg/Kg P.O, I.V. ou S.C., T.I.D.

- Terapia de suporte

COPO DE LEITE (*Zantedeschia aethiopica*)

Planta com folhas grandes em forma de seta, flor formada por uma espiga amarela envolta por uma folha modificada branca. Seu príncipio ativo são os cristais de oxalato de cálcio, a semelhança do comigo-ninguém-pode.

SINAIS:
Dermatites
Glossite
Disfagia

TRATAMENTO:

Medidas de descontaminação
Leite, óleo por via oral.
Antihistaminicos : Cimetidina na dose de 5-10 mg/Kg P.O, I.V. ou S.C., T.I.D.
Terapia de suporte

GUAIMBÉ (Philodendron bipinnatifidum)

     Planta de caule grosso com folhas longas seccionadas e flor em espiga envolta por folha modificada. Seu príncipio ativo são os cristais de oxalato de cálcio, a semelhança do comigo-ninguém-pode.
     A ocorrência de intoxicações por esta planta em pequenos animais toma vulto nos gatos, que além dos sintomas comuns aos outros animais apresentam marcante apatia e disfunção renal.

SINAIS:

Queimação
Sialorréia
Edema de boca e glote

TRATAMENTO:

Medidas de descontaminação
Óleo, Leite ou Vinagre por via oral para abrandar a sensação de queimação
Antihistamínicos : Cimetidina na dose de 5-10 mg/Kg P.O, I.V. ou S.C., T.I.D.
- Terapia de suporte

TAIOVA (A*locasia spp*)

      Planta herbácea com folhas dotadas de longos peciolos que surgem direto da raiz, flor semelhante a do guaimbé, algumas espécies são usadas como alimento.
      Seu princípio ativo são os cristais de oxalato de cálcio, a semelhança do comigo-ninguém-pode.

SINAIS:

Erupções de pele causadas por contato
Dores estomacais
Edema de língua e glote
Conjutivite se em contato com os olhos
Perda de sensibilidade na boca

TRATAMENTO:

Medidas de descontaminação
Óleo, Leite ou Vinagre por via oral para abrandar a sensação de queimação
Antihistamínicos : Cimetidina na dose de 5-10 mg/Kg P.O, I.V. ou S.C., T.I.D.
* Terapia de suporte

CAMBARÁ DE ESPINHO (*Lantana camara*)

Subarbusto com folhas opostas e pecioladas, flores que vão do amarelo ao vermelho, seu principio ativo é um alcalóide chamado lantanina ou lantadene.
As intoxicações graves se manifestam por grave fraqueza muscular e colapso circulatório.

SINAIS:

Fraqueza muscular
Colapso circulatório
Irritação gastrointestinal
Vômito
Sonolência
Midriase
Dispnéia

TRATAMENTO:

Laxantes : Sulfato de sódio 1 g/Kg P.O., BID, ou óleo mineral 0,5 – 2,0 ml/Kg.
Oxigenioterapia : Máscara ou tenda 3 – 5 L/Kg 40% O_2

OFICIAL DE SALA (*Asclepias curassavica*)

Erva pequena, de folhas opostas, com inflorescência formada por várias flores vermelhas. Seu principio ativo é um glicosideo que se encontra em toda a planta.

SINAIS:

Dores abdominais
Vômitos
Alterações do ritmo cardíaco

TRATAMENTO:

Medidas de descontaminação (lavagem gástrica)
Analgésicos:

- Dipirona 25 mg/Kg S.C.
- Terapia de suporte

MAMONA (*Ricinus communis*)

Arbusto com caule ramificado, de folhas alternadas com peciolos longos, muito comum em terrenos baldios, produz um fruto onde se concentra seu principio ativo, a ricina, uma proteína altamente antigênica, que promove a glutinação de hemácias.

SINAIS:

Ardor na boca e garganta
Naúseas
Tonturas
Fraqueza
Diarréia
Vômito
Hemorragias
Hemólise
Degeneração renal
Morte após 4 dias

TRATAMENTO:

Medidas de descontaminação
Transfusões de sangue

ANIMAIS PEÇONHENTOS E VENENOSOS NA CLÍNICA DE PEQUENOS ANIMAIS

- SERPENTES
- ARANHAS
- ESCORPIÕES
- INSETOS
- SAPOS

ANIMAIS PEÇONHENTOS E VENENOSOS

CONCEITO

Animais peçonhentos são aqueles que possuem veneno e são capazes de inocular de forma ativa.

Serpentes
Aranhas
Escorpiões
Vespas
Abelhas
Arraias

Animais venenosos são aqueles que produzem veneno e inoculam de maneira passiva.

Sapo
Taturana
Baiacu

A conduta nos acidentes com animais peçonhentos ou venenosos depende do tipo de toxina envolvida.

SERPENTES

Há dois grupos de serpentes peçonhentas no Brasil, os Crotalineos e os Elapineos.

Os Crotalineos se caracterizam por :

Presença de fosseta loreal (orificio localizado entre os olhos e as narinas da serpente, que tem função de termoreceptor)
Cabeça triângular com escamas pequenas
Pupíla elíptica
Presença de dentes inoculadores de veneno
Caudas diferenciadas.

Os Elapineos se caracterizam por :

Ausência de fosseta loreal
Seus dentes inoculadores de veneno são pequenos
A pupíla é arredondada
Seu corpo é coberto por anéis pretos, vermelhos e brancos.

CROTALINEOS

Os crotalineos são divididos em três grupos de serpentes peçonhentas, cada grupo apresenta um tipo de ação tóxica em seu veneno.
Os grupos são :

- BOTHROPS : representados pelas jararacas, urutu-cruzeiro, jararacussu, etc, seu veneno tem ação hemorrágica e necrosante.

- CROTALUS : representado pela cascavel, seu veneno tem ação neurotóxica e hemolítica.

- LACHESIS : representado pela surucucu, seu veneno tem ação hemorrágica e necrosante.

ELAPINEOS

As serpentes peçonhentas do grupo dos Elapineos, pertencem ao gênero Micrurus, e são conhecidas por corais.

Existem as chamadas falsas corais que não são peçonhentas, porém sua identificação e diferenciação em relação as corais ditas verdadeiras é muito díficil, portanto adotaremos para fins de atendimento médico veterinário o conceito de que todas as corais têm potencial toxicológico.

O veneno das corais tem ação neurotóxica.

CONDUTA NOS ACIDENTES COM SERPENTES PEÇONHENTAS

- Manutenção da função cardiopulmonar : Estabilizar o animal.

- Corticoterapia : Predinisolona na dose de 10 mg/Kg I.M. ou I.V. Previne o choque, exerce ação antiinflamatória e reduz as reações de hipersenssibilidade ao soro antiofídico.

- Antibioticoterapia de amplo espectro: Previne infecções secundárias devido a mordida.

- Fluidoterapia : Incrementa a excreção do veneno por aumento da diurese e previne o choque, pode ser utilizado a solução fisiológica ou o ringer lactato.

- Soroterapia específica : Administrar o soro antiofídico específico, quando se identifica o tipo de acidente, ou administrar o soro polivalente nos casos de dúvida sobre o tipo de toxina. O soro deve ser administrado na dose de 5 ampolas por via S.C. seguida de mais 5 ampolas I.V., puro e por gotejamento, 30 – 40 gotas/min (a dose de soro específico pode variar conforme a gravidade do acidente). A dose independe do peso vivo do animal, pois a quantidade de toxina a ser neutralizada pelo soro é a mesma seja num animal de 4 Kg ou de 40 Kg. O soro antiofídico com data de validade vencida pode ser utilizado, mas deve-se nestes casos dobrar a dose.

NUNCA FAÇA GARROTES, CORTES OU PERFURAÇÕES NA TENTATIVA DE REMOVER O VENENO !

IDENTIFICAÇÃO DE SERPENTES PEÇONHENTAS DO PONTO DE VISTA MÉDICO VETERINÁRIO

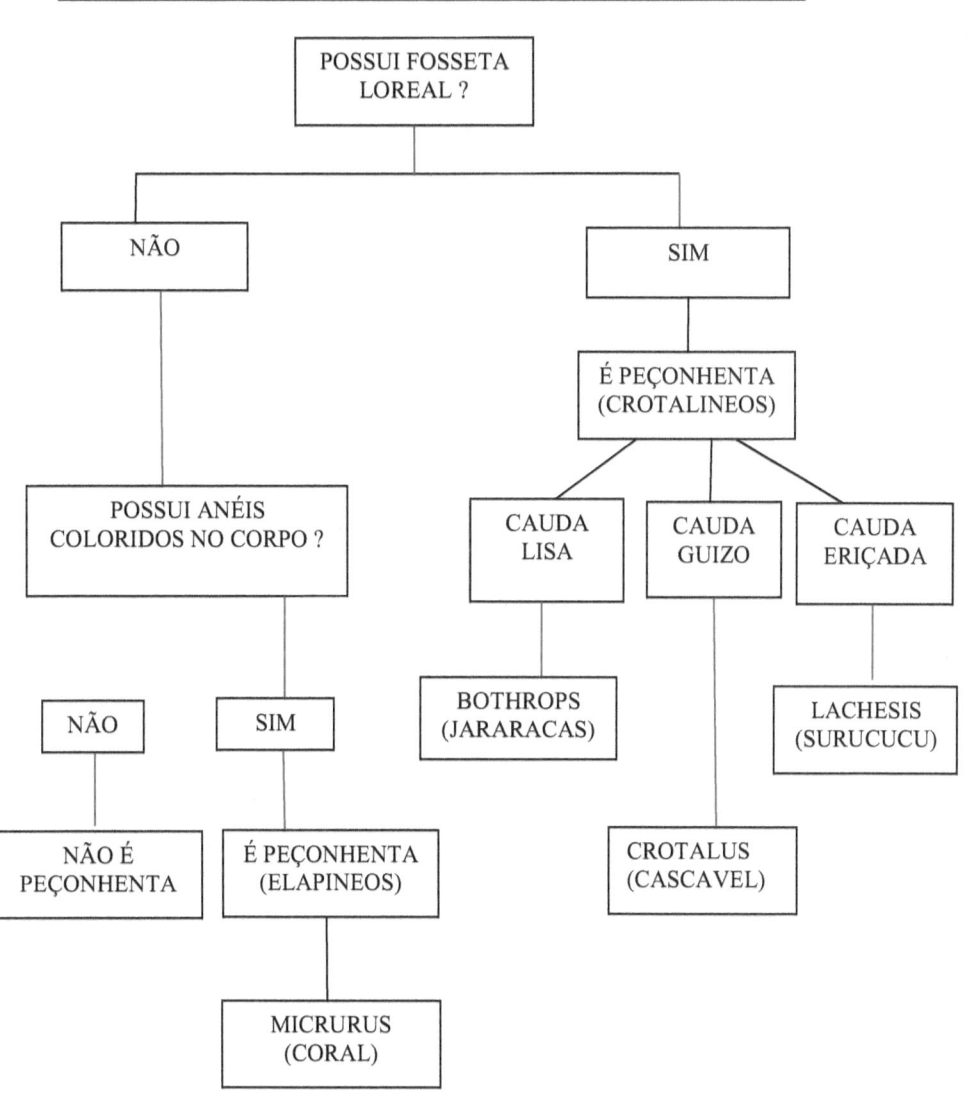

QUADRO . IDENTIFICAÇÃO DE ACIDENTES COM SERPENTES PELOS SINAIS E SEU TRATAMENTO

GÊNERO	AÇÃO DO VENENO	SINAIS	TRATAMENTO
BOTHROPS (JARARACAS)	PROTEOLÍTICO HEMORRÁGICO NECROSANTE	EDEMA NO LOCAL HEMORRAGIAS NECROSE NO LOCAL	SORO ANTI-BOTRÓPICO 5 AMPOLAS S.C. 5 AMPOLAS I.V. CORTICÓIDES FLUIDOTERAPIA
CROTALUS (CASCAVEL)	NEUROTÓXICO HEMOLÍTICO	PTOSE PALPEBRAL HEMOGLOBINÚRIA APATIA	SORO ANTI-CROTÁLICO 5 AMPOLAS S.C. 5 AMPOLAS I.V. CORTICÓIDES FLUIDOTERAPIA
LACHESIS (SURUCUCU)	PROTEOLITICO HEMORRÁGICO NECROSANTE	EDEMA NO LOCAL EQUIMOSES NECROSE CUTÂNEA	SORO ANTI-LAQUÉTICO 5 AMPOLAS S.C. 5 AMPOLAS I.V. CORTICÓIDES FLUIDOTERAPIA
MICRURUS (CORAL)	NEUROTÓXICO	PTOSE PALPEBRAL DISPNÉIA APATIA	SORO ANTI-ELAPÍDICO 5 AMPOLAS S.C. 5 AMPOLAS I.V. CORTICÓIDES FLUIDOTERAPIA

ARANHAS

As aranhas de interesse médico veterinário são as seguintes :

- Aranha Marrom (*Loxosceles sp*)
- Aranha Armadeira (*Phoneutria sp*)
- Tarântula (*Lycosa sp*)
- Caranguejeira (*Mygalomorphae sp*)

Dentre as aranhas citadas a que provoca acidentes de maior importância é a aranha marrom, pois seu veneno possui ação necrosante, causando considerável perda de tecido no local da picada.

A aranha armadeira e a tarântula provocam de modo geral dor no local da picada sem maiores complicações.

As caranguejeiras além da picada dolorosa, quando em situações de estresse, liberam os pêlos que recobrem seu corpo, estes pêlos possuem uma forte ação urticante, e atuam principalmente nas vias aéreas do animal causando respiração dificultosa e dores musculares.

CONDUTA NOS ACIDENTES COM ARANHAS

- Analgésicos : Para alívio da dor, pode-se utilizar dipirona na dose de 25 mg/Kg S.C. ou I.M.
- Anéstesico local : Nas situações de dor intensa, infiltrar lídocaína sem vasoconstritor ao redor do local da picada.

- Anti-histamínicos : Nos acidentes com caranguejeiras, utilize anti-histamínicos para reduzir a ação urticante, prometazina 0,2 – 1,0 mg/Kg P.O.
- Soroterapia específica : Aplicar o soro antiaracnídico polivalente nos casos de acidente com aranha armadeira ou aranha marrom, ou ainda o soro antiloxoscélico nos acidentes com aranha marrom.

1. Quadro Identificação de acidente com aranhas pelos sinais e seu tratamento

ARANHA	SINAIS	TRATAMENTO
ARMADEIRA	DOR INTENSA NO LOCAL	- INFILTRAR LIDOCAÍNA - SORO POLIVALENTE
MARROM	- DOR LOCAL - INCHAÇO LOCAL - NAÚSEAS - NECROSE LOCAL	- SORO POLIVALENTE OU - SORO ANTILOXOSCÉLICO
TARÂNTULA	PEQUENA DOR LOCAL	ANALGÉSICOS
CARANGUEJEIRA	- DOR INTENSA NO LOCAL - DIFICULDADE RESPIRATÓRIA	ANTI - HISTAMÍNÍCOS

ESCORPIÕES

Existem dois escorpiões de interesse médico veterinário no Brasil, o escorpião preto *Tytius bahiensis*, e o escorpião amarelo *Tytius serrulatus*.

Os acidentes em geral não são fatais, porém sua ferroada é muito dolorosa e em animais de pequeno porte esta dor intensa, pode levar a óbito por choque neurogênico.

CONDUTA NOS ACIDENTES POR ESCORPIÃO

- Anestésico local : Infiltração de lidocaína sem vasoconstritor no local da picada.

- Soroterapia específica : Soro antiescorpiônico ou soro antiaracnidico polivalente, só deve ser utilizado nos casos de sintomatologia sistêmica.

PICADAS DE INSETOS

As picadas de insetos são um tipo de acidente muito comum com animais, podem ser causadas por formigas, abelhas, vespas, marimbondos, etc.

Normalmente o quadro apresentado é de angioedema, localizado na face do animal, mas placas urticariformes podem surgir pelo corpo do animal.

O quadro pode evoluir para um edema de glote levando o animal a óbito por asfixia.

O veneno de insetos além da ação como alergeno, pode ainda apresentar propriedades hemolíticas, cardiotóxicas e citotóxicas.

As partes do corpo mais atingidas são a região nasal, região ocular e região oral

SINAIS

- Inquietação
- Edema de pálpebras e lábios
- Placas urticariformes pelo corpo
- Naúsea
- Vômito
- Fraqueza generalizada
- Perda da consciência
- Edema de glote
- Dispnéia
- Asfiaxia
- Morte

TRATAMENTO

- Manutenção das vias aéreas
- Não há antídoto específico
- Adrenalina 1:1000 na dose de 0,1-0,5 ml S.C.

Anti-histamínicos : Cimetidina na dose de 5-10 mg/Kg P.O, I.V. ou S.C., T.I.D.
- Corticoterapia : Succinato de predinisolona sódica 10 mg/Kg I.V. repetir se necessário após 4 horas.

- Remover os ferrões com o auxílio de uma lâmina de bisturi fazendo movimentos como de raspagem, sem pressiona-lo, pois aproximadamente dois terços do veneno ainda estão no ferrão.

SAPOS

Os acidentes com sapos estão relacionados a situações de abocanhamento do sapo pelo animal, mais comumente cães, tendo em vista que os sapos não possuem órgãos inoculadores de veneno.

Os sapos possuem em seu dorso glândulas secretoras de uma toxina, conhecida por bufotoxina, que tem a função de proteção do anfíbio ao ataque de predadores.

As bufotoxinas são compostas por diversas substâncias com atividade tóxica, dentre as quais destacam-se as substâncias com ações sobre a função cardíaca.

Os acidentes com bufotoxina não são incomuns, e na maioria das vezes o prognóstico é bom, embora alguns indivíduos possam vir a óbito por complicações cardíacas.

SINAIS

- Sialorréia Intensa
- Naúseas
- Vômito
- Excitação
- Agitação
- Incoordenação Motora
- Dispnéia

TRATAMENTO

- Lavar a boca do cão com água corrente em abundância.

- Nos casos graves utilizar Veparamil na dose de 8 mg/Kg I.V., reaplicando se necessário, para minimizar os efeitos cardíacos.

INTOXICAÇÃO POR DROGAS NA CLÍNICA DE PEQUENOS ANIMAIS

- PARACETAMOL
- ÁCIDO ACETIL SALICILICO
- MACONHA
- AVERMECTINAS
- ETANOL

INTOXICAÇÃO POR DROGAS

ÁCIDO ACETILSALICILICO (AAS)

As intoxicações por AAS estão relacionadas a ingestão acidental, ou a superdosagens terapêuticas.

O mecanismo de ação está relacionado a disfunção do equilibrio ácido-básico, provocando uma acidose metabólica.

SINAIS

- Depressão
- Vômito
- Taquipnéia
- Hemorragias
- Convulsões
- Choque

DIAGNÓSTICO

- Anamnese
- Sinais
- Adicionar 2 gotas de cloreto férrico 10% à 2 ml de urina, uma coloração vermelha indica presença de salicilatos na urina.

TRATAMENTO

- Medidas de descontaminação
- Fluidoterapia com ringer lactato (correção da acidose)
- Tratamento sintomático

AVERMECTINAS

As avermectinas são drogas utilizados como parasiticidas de amplo espectro, e são considerados de baixa toxicidade, porém em cães, em especial nos da raça collie e assemelhados, os acidentes tomam uma maior importância.

MECANISMO DE AÇÃO

- Inibição neuronal, por alterações no GABA.

SINAIS

- Aparecem dentro de 24 horas após ao uso de avermectina
- Ataxia
- Tremores
- Letargia
- Fraqueza

- Midríase
- Sialorréia
- Coma

DIAGNÓSTICO

- Anamnese
- Sinais
- Pesquisa da droga em plasma, fígado e SNC.

TRATAMENTO

- Medidas de descontaminação
- Administrar solução de carvão ativado por via oral contendo 1g/5ml de água, na dose de 1 a 5g/kg a cada 6 horas, doses associado a laxantes salinos, repetir diversas vezes, pois a excreção é fecal.
- Terapia de suporte.

MACONHA

    Os veterinários encontram dificuldades para diagnosticar intoxicações por maconha, devido ao medo de declarar o uso desta droga, por parte dos proprietários de animais, tendo em vista a ilegalidade que cerca o assunto.
    O principio ativo presente nas folhas de maconha é conhecido por tetrahidrocanabinol (THC) e pode ser encontrado em concentrações de até 8% nas folhas da planta. O THC possui propriedade de

lipossolubilidade, o que determina sua distribuição no organismo para tecidos ricos em gordura, como os rins, o fígado e o sistema nervoso.

MECANISMO DE AÇÃO

- Afeta o funcionamento de neurotransmissores como a dopamina, serotonina e GABA, provocando inibição da neurotransmissão.

SINAIS

- Ataxia
- Depressão
- Vômito
- Incontinência Urinária
- Bradicardia
- Tremores
- Hipotermia
- Estupor

TRATAMENTO

- Medidas de descontaminação.
- Administrar carvão ativado na dose de 1 a 5g/kg a cada 8 horas, devido a recirculação enterohepática da droga.
- Terapia de suporte.

PARACETAMOL:

É uma droga usada geralmente como analgésico e antipirético para seres humanos. Cães e gatos quando expostos à este produto podem ter sérios problemas de saúde.

A intoxicação por paracetamol pode ser causada por uma única exposição ao farmaco, como pode também ser devido a exposições sequênciais, em ambas situações teremos metahemoglobinemia e hepatotoxicidade.

Em cães somente se observa efeitos tóxicos quando são expostos a doses maiores que 100 mg/Kg, nos gatos não há esta tolerância, pequenas doses podem intoxicar o animal, isto se deve ao fato do gato ser deficiente em glucuronil transferase, enzima essêncial para a metabolização do paracetamol.

MECANISMO DE AÇÃO:

- Hepatotoxicidade : Devido ao acúmulo de glutationa hepática
- Metahemoglobinemia : Reações de oxidação transformam o ferro ferroso do grupo heme, em ferro férrico, convertendo assim a hemoglobina em metahemoglobina, a qual não é capaz de carrear oxigênio.

SINAIS:

- Depressão
- Fraqueza
- Dispnéia
- Cianose
- Ictericia

- Vômito
- Hipotermia
- Edema de face ou patas
- Necrose hepática
- Morte

DIAGNÓSTICO:

- Anamenese.
- Sinais clínicos.
- Mensurar níveis plasmáticos de paracetamol.
- Presença de corpusculos de Heiz, nas hemácias.

TRATAMENTO:

- Medidas de descontaminação
- N- acetilcisteína (NAC) na dose inicial de 140mg/Kg P.O., seguida de doses de 70 mg/Kg a cada 4 horas até completar cinco aplicações.
- Vitamina C : Na dose de 30 mg/Kg P.O. BID, exerce ação antioxidante.
- Cimetidina : Na dose de 5 a 10 mg/Kg P.O. a cada 6 horas. Visa reduzir a hepatotoxicidade por inibição da oxidação do citocromo p 450.

ETANOL

Os álcoois são na sua maioria depressores do SNC. Os acidentes de intoxicação por etanol em pequenos animais está, de modo geral, relacionado ao consumo de bebidas alcoólicas acidental ou não.

SINAIS:

- Hipnose
- Narcose
- Cianose
- Choque
- Parada respiratória

TRATAMENTO:

- Medidas de descontaminação
- Manutenção da função cardiopulmonar
- Fluidoterapia com soro glicosado

INTOXICAÇÃO POR PRAGUICIDAS NA CLÍNICA DE PEQUENOS ANIMAIS

INSETIDAS:

- AMITRAZ
- ORGANOFOSFORADOS E CARBAMATOS
- PIRETRÓIDES
- ORGANOCLORADOS

RODENTICIDAS:

- ANTICOAGULANTES
- ESTRICNINA

HERBICIDAS:

- FENÓIS E CRESÓIS
- DIPIRIDILOS E BIPIRIDILOS
- TIOCARBAMATOS

FUNGICIDAS:

- DITIOCARBAMATOS
- SULFATO DE COBRE

INSETICIDAS

AMITRAZ

O amitraz pertence ao grupo das formamidinas, é um acaricida de uso em bovinos, caninos e suínos. Apresenta um quadro de intoxicação similar ao dos piretróides e dos inibidores da colinesterase.

TÓXICOCINÉTICA

Absorção : Oral e cutânea, presente no sangue após 2 - 6 horas do contato.
Distribuição: Pele, fígado, olhos, bile, rins, cerebelo, pulmões e gônadas.
Biotransformação: Metabolização hepática rápida.
Excreção: Renal.

TOXICODINÂMICA

Mecanismo de ação: Não bem esclarecido, agonista adrenérgico e inibidor da MAO (mono amino oxidase).
DL 50 oral aguda cães = 100 mg/kg.
Sinais transitórios com doses de 20mg/kg.

SINAIS

Bradicardia
Ataxia
Vômitos
Poliúria
Diarréia
Convulsões
Hipotermia

TRATAMENTO

Medidas de descontaminação (Evite agravar a hipotermia).
Ioimbina 0,1 – 0,4 mg/Kg I.V.
- Terapia de suporte.
- Manter o animal em ambiente sem estímulos nas primeiras 24 horas
- Não usar atropina

Prognóstico moderado a bom.

ORGANOFOSFOSRADOS E CARBAMATOS

São substâncias utilizadas como inseticidas, que têm a propriedade de inibir a enzima colinesterase.

Para que haja a transmissão sináptica é necessário que a acetilcolina seja liberada da fenda sináptica, ligue-se a um receptor pós-sináptico e em seguida, seja hidrolisada pela acetilcolinesterase.

Sem o funcionamento da acetilcolinesterase, a acetilcolina não é degradada e se acumula nas sinapses nervosas, impedindo assim a transmissão dos impulsos nervosos.

As formas de intoxicação estão relacionadas ao uso indevido de carrapaticidas, pulicidas, sarnicidas,etc.

Se apresentam na forma de pó, liquido e grânulos, usam como veículo solventes derivados de petróleo, são degradados pela luz solar e microorganismos, e possuem período residual curto, portanto sua persistência no ambiente é curta

Os representantes dos organofosforados são: paration, diclorvós, fention, malation, triclorfon, etc.

Os representantes dos carbamatos são: aldicarb, carbofuran, propoxurdioxacarb, carbaril, etc.

Dentre os carbamatos vale destacar o aldicarb, princípio ativo do produto comercializado ilegalmente como ""chumbinho", que tem sido muito usado em envenenamentos intencionais contra pequenos animais, devido a sua alta toxicidade.

TOXICOCINÉTICA E TOXICODINÂMICA :

Absorção : todas as vias
Distribuição: todo o organismo, não apresentam bioacumulação (exceção lipofílicos)
Biotransformação: hepática, em geral produzem metabólitos menos tóxicos
Excreção: renal
Mecanismo de ação : inibição da colinesterase
Organofosforados : inibição irreversível (neuropatias tardias)
Carbamatos: reversão espontânea e curta duração

SINAIS

O sinais causados por intoxicação por organofosforados e carbamatos se dividem em síndrome muscarínica, síndrome nicotínica e ações no sistema nervoso central.

Síndrome muscarínica:

Respiratório : broncoconstricção e broncorréia
Gastrointestinal: vômito e diarréia
Glândulas exócrinas: sudorese e salivação
Cardiovascular: diminuição freqüência cardíaca e pressão arterial
Oculares: miose

Síndrome nicotínica:

Fraqueza
Tremores musculares
Ataxia
Confusão mental
Insuficiência respiratória

Ações SNC:

Convulsões

Nas intoxicações por organofosforados podemos encontrar a situação de intoxicações tardias, que aparecem dias ou semanas após a recuperação dos sinais agudos e se manifestam por:

Fraqueza muscular

Ataxia
Paresia evoluindo para paralisia do trem posterior

DIAGNÓSTICO

Histórico
Sinais
Laboratorial : Dosagem de acetilcolina no sangue total, plasma ou eritrócitos.

TRATAMENTO

- Medidas gerais de descontaminação.
- Sulfato de atropina na dose de 1mg/kg I.V. a cada 15 minutos, até a supressão dos sinais, um bom indicador é o controle das secreções. A atropina atua somente nos sinais muscarínicos, por competição pelos sítios ocupados pela acetilcolina na fenda sináptica.
- Pralidoxima : 20-50 mg/Kg I.V. ou I.M., preferencialmente associada ao sulfato de atropina. Antídoto verdadeiro, promove a hidrólise da colinesterase fosforilada e regeneração da colinesterase ativa, deve ser utilizado somente nas intoxicações por organofosforados, pois nas intoxicações por carbamatos pode exercer um efeito de potencialização dos efeitos tóxicos.
- Terapia de suporte

PIRETRÓIDES

Os piretróides são inseticidas encontrados nos inseticidas de uso doméstico, nos carrapaticidas, pulicidas, etc.

Piretróides são substâncias sintéticas, originadas da piretrina que é extraída do crisantêmo. São inseticidas seguros, pois são cem vezes mais tóxicos aos insetos que para os mamíferos.

Seus representantes são : a permetrina, cipermetrina, deltametrina, fenpropanato, etc.

São substâncias instáveis, facilmente degradadas quando expostas ao oxigênio, calor, luz e microflora do solo.

TOXICOCINÉTICA E TOXICODINÂMICA

Absorção : oral, dérmica e pulmonar.
Distribuição: após 3 horas da exposição encontra-se por todo organismo, não cumulativos.
Biotransformação: biotransformados por esterases plasmáticas e hepáticas (metabólitos inativos).
Excreção: renal, meia vida curta
Mecanismo de ação: bloqueio da transmissão nervosa por alteração do transporte de ions sódio.

SINAIS

Nervosos
Vômito e diarréia
Dispnéia e cianose
Incoordenação
Irritação no local de absorção

TRATAMENTO

- Medidas de descontaminação
- Não há antídotos
- Terapia de suporte
- Tranquilizantes: Diazepam 0,1 – 0,5 mg/Kg I.V.

ORGANOCLORADOS

São inseticidas orgânicos sintéticos que contem átomos de cloro, possuem alta estabilidade química, são lipossolúveis, e apresentam alta persistência ambiental, têm ainda a capacidade de armazenamento em tecidos biológicos.
Seus representantes são :

DDT
Aldrim
Dieldrim
Heptacloro

Lindano
BHC
Mirex
Dicotofol
Metoxiclor
Clorobenzilato
Cloropropilato
Endrim
Clordane
Endossulfan

TOXICOCINÉTICA E TOXICODINAMICA :

Absorção : Via cutânea
Distribuição : Ligam-se à proteinas plasmáticas e armazenam-se em tecido gorduroso (SNC, fígado, rim)
Biotransformação : Incompleta pelo fígado (devido a sua forte estabilidade)
Excreção : Rins, fecal e leite
Meia-vida : Variável ,dias a anos.
Mecanismo de ação : Alteram propriedades eletrofisiológicas e enzimáticas celulares
Toxicidade : Alta (aldrin), moderada (mirex) , baixa (BHC)

SINAIS :

Decorrentes da estimulação SNC
Início após 20 min a várias horas
Alterações gastrointestinais
Alterações comportamentais

Ataxia
Parestesias
Tremores
Convulsões
Fibrilação ventricular
Hepatite
Insuficiência renal
Acidez metabólica
Hipertermia
Coma e depressão respiratória
Crônicas (emaciação, fraqueza, hepatite)

TRATAMENTO :

- Não há antídotos
- Sintomático e de suporte
- Banhos
- Carvão ativado
- Purgativos

RODENTICIDAS

Os rodenticidas são agentes utilizados no combate a ratos e roedores, que se apresentam em diferentes formulações e diferentes formas de apresentação, podendo estar em pó, granulos, blocos parafinados, etc.

Os acidentes geralmente se dão por ingestão de iscas contendo rodenticidas.

Os rodentididas de uso proibido são : antu, estricnina, fosfetos, fósforo branco e monofluoracetato.

Os encontrados no comércio são em geral a base de anticoagulantes do tipo cumarínicos como o warfarin e do grupo da indandiona como a difacinona.

DROGAS ANTI-COAGULANTES

TOXICOCINÉTICA

Absorção: gastrointestinal
Ligam-se a albumina plasmática
Biotransformação: hepática
Excreção: renal
O warfarin atravessa a barreira placentaria e é excretado pelo leite.

TOXICODINAMICA

Inibição da coagulação sanguinea
Interfere na síntese hepática dos fatores de coagulação dependentes de vit k
Interferem na transformação de protrombina em trombina
Inibe fatores II, VII, IX, X
Aumentam a fragilidade vascular
Ação após 24-36 horas da ingestão

FATORES QUE AUMENTAM A TOXICIDADE

Atividade física
Estresse
Traumas
Insuficiência renal
Alterações hepáticas
Ácido acetil salicilico
Cloranfenicol
Diuréticos

SINAIS

Apatia
Anorexia

Intoxicação aguda:
                    Hemorragias
                    Anemia
                    Choque
                    Morte

Intoxicação crônica:
                    Anemia
                    Hematemese
                    Epistaxis
                    Melena
                    Hematúria

DIAGNÓSTICO

- Anamnese
- Sinais
- Avaliação do tempo de protrombina (tempo prolongado).

TRATAMENTO

Manipulação reduzida do paciente, para não criar novos pontos de hemorragia.
Medidas de descontaminação.
Vitamina K$_1$ (fitomenadiona) por via oral na dose de 5 mg/Kg a cada 12 horas, continuar o tratamento por uma semana ou mais, na dose de 3 - 5 mg/Kg uma vez ao dia. Administrar a vitamina K$_1$ misturada com uma dieta rica em gorduras para facilitar a absorção da vitamina.
Tratamento sintomático

ESTRICNINA

Potente veneno convulsivante , utilizado ilegalmente como rodenticida, os acidentes acontecem por ingestão de iscas preparadas com o agente tóxico.
O sinal típico da intoxicação por estricnina, são as contrações tônico-clônicas que surgem sempre que o animal recebe algum estímulo externo, seja um toque em sua pele ou um som mais forte, e

que num breve espaço de tempo desaparecem. Contudo ressurgem sempre que se repita o estímulo, fato que a difere das convulsões clássicas.

TOXICOCINÉTICA

Absorção : gastrointestinal rápida
Excreção: renal
Meia vida : 10 horas
DL50 = 0,5 mg/kg

TOXICODINAMICA

Potente veneno convulsivante.
Aumenta a excitabilidade dos neurônios intercalares da medula espinal.
A estricnina compete pelos receptores da glicina, a glicina é um neurotransmissor inibidor motor na medula espinal, portanto a estricnina age bloqueando os efeitos inibitórios exercidos pela glicina.

SINAIS

Apreensão
Dispnéia
Convulsões (Provocadas por estímulos externos)
Hipereflexia
Hiperextensão
Asfixia
Morte

DIAGNÓSTICO

- Anamnese
- Sinais

Pesquisa do agente no:

Conteúdo gástrico.
Fígado
Rins

TRATAMENTO

Prevenir a asfixia
Inativação e remoção do agente (medidas de descontaminação)
Controle das convulsões : Diazepan 0,2 – 0,5 mg/Kg I.V. associado a Pentobarbital 30 mg/Kg I.V.
Medidas sintomáticas
Reduzir estímulos ambientais

HERBICIDAS :

Os herbicidas são substâncias destinadas a destruir ou impedir o desenvolvimento dos vegetais. Porém o mecanismo de ação pode atingir pontos comuns a vegetais e animais, tornando-se nestas situações tóxicos para pequenos animais.

Os cães e gatos podem se intoxicar quando tiverem contato com vegetação de jardins ou terrenos baldios que tenham sido pulverizados com herbicidas.

DERIVADOS DE FENÓIS E CRESÓIS

Seus representantes são :

Dinoseb
Dinoterb
Dinitrofenol
Dinitroortocresol

São compostos altamente tóxicos, absorvidos por todas as vias e possuem ação corrosiva, principalmente para mucosas.

MECANISMO DE AÇÃO :

Estímulo do metabolismo basal
Estímulo da oxidação celular
Inibição da síntese de ATP
Marcante consumo de oxigênio
Diminuição de glicose
Morte celular

SINAIS:

Hipertermia elevada
Anorexia
Sede intensa
Dermatite
Erosões de mucosa
Polipnéia
Sudorese
Desidratação
Cólicas
Perturbação hepática e renal
Coma e morte por esgotamento fisiológico

TRATAMENTO:

Não há antídotos
Baixar temperatura : banhos
Tratamento sintomático e de suporte

DIPIRIDILOS E BIPIRIDILOS :

São seus representantes o diquat e o paraquat , sua absorção digestiva (corantes e eméticos), são extremamente irritantes e necrosantes para mucosas e tem excreção renal

MECANISMO DE AÇÃO :

Liberação de radicais livres(H_2O_2) que causam lesões de membrana celular

Degeneração celular

Necrose ,principalmente dos pulmões

SINAIS:

Imediatos:

Ação caustica
Estomatite
Faringite

Secundários:

Alterações de rins e fígado
Lesão pulmonar (edema)

TRATAMENTO:

Lavagem gástrica (terra de fuller)
Laxantes salinos : Sulfato de sódio 1 g/Kg V.O. B.I.D.

Antioxidantes : Vit E 400 – 500 UI V.O. cada 24 horas ou Vit C 25 mg/Kg V.O. cada 24 horas.
Ventilação assistida
Corticóides : Predinisolona na dose de 10 mg/Kg I.M. ou I.V.

TIOCARBAMATOS

São seus representantes :
Pebulate
Diclormato
Clorprofan
Butilate

TOXICOCINÉTICA E DINÂMICA:

Toxicicidade moderada
Mecanismo de ação desconhecido
Alteração hepática
Congestão e necrose renal

TRATAMENTO:

Medidas de descontaminação
Sintomático

FUNGICIDAS

São compostos usados para evitar ou coibir o crescimento fungico em sementes de grãos, plantas, solo ou madeiras. As intoxicações estão em geral relacionadas a ingestão de alimento contaminado.

DITIOCARBAMATOS

São seus representantes :
Thiuran
Zineb
Ferban
Ziran
Sua via de absorção pode ser oral, dérmica e respiratória.

MECANISMO DE AÇÃO:

Quelação de metais

Inibição enzimática

SINAIS:
Depressão
Anorexia
Diarréia amarelada

TRATAMENTO :

Medidas de descontaminação
Sintomático

SULFATO DE COBRE

As intoxicações por sulfato de cobre são raras e causadas por doses altas, e geralmente não apresentam gravidade, pois o sulfato de cobre tem propriedades eméticas, fato que impede que haja grandes absorções do agente tóxico.

MECANISMO DE AÇÃO:

Inibição de enzimas
Alterações hepáticas
Hemólise
Necrose renal
Ações caústicas

SINAIS:

Intoxicação aguda :

Diarréia
Hemorragias
Ptialismo
Convulsões
Paralisia
Cardiovasculares

Intoxicação crônica :

Icterohemorragicos
Morte em 1-4 dias

TRATAMENTO:

Medidas de descontaminação: Usar quelantes orais, como clara de ovo na forma de solução aquosa albuminosa ou leite, ambos por via oral.
Bal (dimercaprol) : 3 mg/kg I.M. na seguinte posologia : 4 - 4 horas 2 dias; 6 - 6 horas; 3º dia; 12 -12 horas 10 dias
- Terapia de suporte

INTOXICAÇÃO POR METAIS NA CLÍNICA DE PEQUENOS ANIMAIS

- CHUMBO
- MERCÚRIO
- ARSÊNICO

INTOXICAÇÃO POR METAIS

CHUMBO (SATURNISMO)

As fontes de intoxicação por chumbo são: Tintas, águas com resíduos industriais, derivados do petróleo e fluídos de baterias.

O animal normalmente ingere a substância tóxica, mas a via inalatória é também uma via possível.

MECANISMO DE AÇÃO

- Inibição enzimática
- Interfere na síntese de heme (eritropoiese)

SINAIS

- Predomínio de encefalopatias e disfunção gastrointestinal

INTOXICAÇÕES AGUDAS:

- Depressão
- Cardiorespiratórios
- Dor abdominal

INTOXICAÇÕES CRÔNICAS:

- Anemia
- Hemoglobinúria

DIAGNÓSTICO

- Anamnese
- Níveis de chumbo sanguineo
- Pontilhado basófilo em hemácias
- Pesquisa de chumbo em tecidos

TRATAMENTO

- Medidas de descontaminação
- Versene(CaEDTA) na dose de 20 mg/Kg I.V. quatro vezes ao dia por 4 a 5 dias
- Barbitúricos : Pentobarbital 30 mg/Kg I.V.
- Terapia de suporte

MERCÚRIO

As intoxicações por mercúrio estão relacionadas a ingestão de alimentos ou águas contaminadas com este metal pesado, mas a contaminação cutânea também é possível de acontecer.

A contaminação pode ser devida a presença de grãos tratados com fungicidas, contaminação ambiental ou utilização indevida de drogas a base de sais de mercúrio.

MECANISMO DE AÇÃO

- Inibição enzimática

SINAIS

- Anorexia
- Incoordenação
- Sialorréia
- Fraqueza
- Morte

DIAGNÓSTICO

- Anamnese
- Pesquisa de mercúrio no sangue e na urina

TRATAMENTO

- Fornecer por via oral uma solução albuminosa (feita com clara de ovo crua e água), ou leite : quelar o mercúrio presente no trato gastrointestinal.
- BAL 3 mg/kg I.M. (quelante), a cada 4 horas no primeiro dia, a cada 6 horas até o terceiro dia e a cada 12 horas até o décimo dia.
- Terapia de suporte

ARSÊNICO:

Presente em inseticidas, desfolhantes, herbicidas, rodenticidas, preservantes de madeira e drogas.

Os casos de intoxicação são na sua maioria agudos, pois sua excreção é rápida não permitindo casos de cronicidade.

A absorção é na maioria das vezes gastrointestinal, sua distribuição se dá para todo organismo, mas principalmente para rins e fígado. Sua excreção é feita pela urina, fezes, bile, leite e saliva.

MECANISMO DE AÇÃO:

- Inibição enzimática
- Retardamento da glicólise

SINAIS:

- Cólicas graves
- Salivação
- Tremores
- Ataxia
- Hipotermia
- Paralisia
- Colapso
- Morte 1 – 3 dias

TRATAMENTO

- Fornecer por via oral uma solução albuminosa (feita com clara de ovo crua e água), ou leite : quelar o mercúrio presente no trato gastrointestinal.
- BAL 3 mg/kg I.M. (quelante), a cada 4 horas no primeiro dia, a cada 6 horas até o terceiro dia e a cada 12 horas até o décimo dia.
- Terapia de suporte

INTOXICAÇÃO POR ALIMENTOS NA CLÍNICA DE PEQUENOS ANIMAIS

- CHOCOLATE
- CEBOLA

INTOXICAÇÃO POR ALIMENTOS

CHOCOLATE

As intoxicações por ingestão de chocolate, são devidas a presença de substâncias do grupo das xantinas, como a cafeína, a teobromina e a teofilina.

As xantinas são sabidamente drogas com ação estimulante sobre o SNC, atuam ainda estimulando a função cardíaca e a diurese.

SINAIS

- Excitabilidade
- Tremores
- Vômito
- Diarréia
- Arritimias
- Convulsões

TRATAMENTO

- Medidas de descontaminação
- Controlar convulsões utilizando barbitúricos : Pentobarbital Sódico 30 mg/Kg I.V.
- Terapia de suporte

CEBOLA

A cebola é um excelente palatabilizante nas dietas para cães, porém a exposição a uma dieta rica em cebola por tempo prolongado pode levar o cão à um quadro de intoxicação.

A intoxicação por cebola se caracteriza pelo acúmulo de substâncias oxidantes, que provocam a oxidação dos grupos sulfidrila da molécula de hemoglobina.

MECANISMO DE AÇÃO:

- Formação de corpúsculos de Heinz
- Hemolíse extravascular e intravascular

SINAIS :

- Anemia hemolítica
- Presença de corpúsculos de Heinz no hemograma

TRATAMENTO :

- Remover a cebola da dieta
- Administrar anti-oxidantes : Vitamina C na dose de 30 mg/Kg P.O. BID

- Eritropoitina recombinante pode ser utilizada
- Sulfato ferroso : 100 – 200 microgramas/dia V.O.
- Terapia de suporte

BIBLIOGRAFIA :

BERGAMO, F. M. M. et al. Ataque de abelhas africanizadas : o que fazer ?. Revista cães e gatos, n 88, 2000.

ETTINGER, S. J. Tratado de Medicina Interna Veterinária. São Paulo. Manole. 1992.

FENNER, W. R. Consulta Rápida em Clínica Veterinária. Rio de Janeiro. Guanabara Koogan. 2003

FERNANDES, H. S. et al. Spider envenoming of dog – case report. J. Venom. Anim. Toxins., v 8, n 1, Botucatu, 2002.

FRAZIER, K.; HULLINGER, G.; HINES, M. et al. 162 cases of aldicarb intoxication in Georgia domestic animals from 1988-1998. Vet. Hum. Toxicol., Tifton, v. 41, n. 4, p. 233-235, ago. 1999,

GUIMARÃES, P. T. C. Hemodiálise e hemoperfusão no tratamento da intoxicação experimental por carbamato(aldicarb) em cães. 2004. 16 p. Dissertação (Mestrado em Medicina Veterinária) - Escola de Veterinária, Universidade Federal de Minas Gerais.

HOSKINS, J.D. Pediatria veterinária: cães e gatos do nascimento aos seis meses. Rio de Janeiro: Interlivros, 1997.

JONES, L. M. et al. Farmacologia e terapêutica em veterinária. Rio de Janeiro. Guanabara Koogan. 1987.

LADEIRA, A. M. Plantas tóxicas. Instituto de Botânica. São Paulo. 22p. 1981.

LOBO JÚNIOR, J. E. S. Possível intoxicação por chumbinho(aldicarb) em cães e gatos atendidos em uma clínica veterinária da Grande São Paulo: ocorrência de síndrome intermediária. São Paulo. 2003. 68 p. Dissertação (Mestrado em Ciências Farmacêuticas) - Faculdade de Ciências Farmacêuticas, Universidade de São Paulo.

LORENZ, M. D. Terapêutica Clínica em pequenos animais. Rio de Janeiro. Interlivros. 1996.

McENTEE, K.; PONCELET, L.; CLERCX, C. et al. Acute polymyopathy after carbamate poisoning in a dog. Vet Rec., Liege, v. 135, n. 4, p. 88-90, jul. 1994.

McKNIGHT, K. Marijuana toxicosis. Veterinary Technician, april, p 264-266, 2003.

MELO, M. M. et al. Intoxicações causadas por pesticidas em cães e gatos. Parte II: amitraz, estricnina, fluoracetato de sódio e fluoracetamida, rodenticidas anticoagulantes e avermectinas. Rev. Educ. Contin., v 5, f 3, p 259-267, São Paulo, 2002.

NOTOMI, M. K. et al. Intoxicação por ingestão de cebola (*Allium Cepa L.*), com formação de corpúsculos de Heinz, em um cão com insuficiência renal crônica – relato de caso. Clínica Veterinária, n 53, p 32 – 36, 2004.

RICHARDSON, J. A. Managememnte of acetominophen and ibuprofen toxicoses in dogs and cats. The journal of veterinary emergency and critical care, 2000.

RICHARDSON, J. A. permethrin spot-on toxicoses in cats. The journal of veterinary emergency and critical care, 2000.

www.ingramcontent.com/pod-product-compliance
Lightning Source LLC
Chambersburg PA
CBHW030954240526
45463CB00016B/2561